AF297919

EXPÉRIENCES

SUR

LES HÉMORRHAGIES.

APPLICATIONS PRATIQUES; CONCLUSIONS;

Par M. Arm. GOUBAUX,

Professeur d'anatomie et de physiologie à l'Ecole impériale vétérinaire d'Alfort.

Les élèves vétérinaires ont le grand avantage de pouvoir pratiquer toutes les opérations chirurgicales sur les animaux vivants. Le résultat qu'ils en retirent est tel, qu'on peut assurer que la majorité d'entre eux est plus apte à l'exercice immédiat de leur profession que les élèves en médecine, lorsque les uns et les autres ont terminé leurs études.

Cependant, bien que les élèves vétérinaires puissent faire fréquemment des opérations et s'habituer à la vue du sang qui est quelquefois si effrayante, non-seulement pour le débutant, mais encore pour le praticien, nous avons pensé qu'il pouvait être utile de faire des expériences sur les hémorrhagies, dans le but de rechercher quel est leur degré de gravité plus ou moins prochaine, suivant qu'elles ont lieu par tel ou tel vaisseau.

Ces expériences, que nous avons commencées il y a déjà longtemps, ont été interrompues à différentes époques, soit par le manque de moyens, soit parce que nos occupations nous empêchaient de les continuer; mais nous sommes arrivé aujourd'hui à une somme de résultats qui peuvent être de quelque utilité au point de vue pratique, et nous les livrons à l'appréciation de nos confrères.

Leur ensemble actuel peut être considéré comme un aperçu de

celles plus nombreuses qui resteront à faire dans le même ordre d'idées et que nous poursuivrons.

Quelque incomplètes qu'elles soient, nous n'hésitons pourtant pas à les publier, en faisant observer, toutefois, qu'elles sont plus des résultats à prendre en considération que des résultats mathématiques.

Qu'on étudie l'hémorrhagie comme une complication ou comme une conséquence des opérations chirurgicales, elle peut être définie, comme l'indique le mot par son étymologie, un écoulement sanguin qui s'effectue par des orifices plus ou moins considérables résultant de la blessure des vaisseaux.

Sous le rapport de ses causes, et en l'étudiant alors d'une manière plus générale, l'hémorrhagie est divisée en active et en passive. Enfin, relativement à la nature du sang qui s'écoule, ou à l'ordre des vaisseaux qui ont été blessés, elle peut être artérielle, veineuse ou capillaire (artério-veineuse).

Ce travail, dans lequel il ne sera question que des hémorrhagies qui sont la conséquence des blessures faites aux parois des vaisseaux, ou des hémorrhagies actives, se compose de deux parties : l'une comporte l'étude de quelques questions préliminaires, et l'autre est exclusivement expérimentale.

PREMIÈRE PARTIE.

§ I. — *Quelle est la quantité de sang chez les divers animaux domestiques ?*

Nous avons résumé dans un tableau toutes les recherches qui ont été faites dans le but de résoudre cette question. Nous aurions voulu vérifier tous les nombres qui ont été indiqués : nous avons été dans l'impossibilité de le faire pour le plus grand nombre des animaux domestiques, et nous n'avons pu obtenir quelques données que pour des animaux des espèces chevaline et ovine ; on les trouvera avec l'indication des races auxquelles appartenaient ces animaux.

Pour obtenir le chiffre de la quantité du sang, il est indispensable de faire plusieurs opérations d'arithmétique que nous allons indiquer ici ; elles auront l'avantage de faciliter les recherches qui pourraient être faites sur ce sujet :

1° S'il s'agit de trouver seulement le rapport entre le poids du corps de l'animal et le poids du sang, il suffit de diviser le premier par le second. Exemple : Soit le poids du corps = 380 kilogrammes, et le poids du sang = 20 kilogrammes, on aura $\dfrac{380}{20}$ = 19. La quantité du sang sera au poids du corps :: 1 : 19.

2° Si, au contraire, après avoir pesé plusieurs animaux de même espèce, on les sacrifie, on recueille le sang, et l'on veut trouver le rapport moyen de la quantité de sang au poids du corps vivant, il faut faire successivement les diverses opérations suivantes :

a. Total du poids des animaux vivants.

b. Division de ce total par le nombre des animaux, pour avoir le poids moyen.

c. Total des quantités de sang recueillies.

d. Division de ce total par le nombre des animaux, pour avoir le poids moyen de la quantité de sang.

On a alors le poids moyen des animaux, d'une part ; et la quantité moyenne de sang de ces mêmes animaux, d'autre part.

e. Pour avoir ensuite le rapport moyen de la quantité du sang au poids du corps, il faut diviser le poids total des animaux par le poids total du sang de ces mêmes animaux. Exemple :

Un cheval pesant. . .	400 kilogr., avait	21 kilogr. de sang.
Un deuxième pesant.	375 — —	20 kil. 500 gr. de sang.
Un troisième pesant.	350 — —	20 kilogr. de sang.
Totaux. . .	1125 kilogr.	61 kil. 500 gr. de sang.

On divise chacun de ces totaux par 3 (le nombre des animaux qui ont servi à l'expérience), et l'on voit alors que :

Le poids moyen de ces animaux est = 375 kilogrammes ;

La quantité moyenne de sang est = 20 kilogr. 500 grammes.

Enfin, on divise 375 kilogrammes par 20 kilogr. 500 grammes.

D'où il suit que le poids moyen du sang est au poids moyen du corps de ces trois animaux :: 1 : 18,3 (1).

---

(1) Tous ces nombres sont supposés ; ils ne résultent pas d'expériences faites.

Pour faire le tableau suivant, nous avons fait des expériences et nous avons consulté les ouvrages des auteurs ci-après :

1° Hales, — *Hœmastatique ou la statique des animaux : expériences hydrauliques faites sur les animaux vivants.* (Traduction de Sauvages. In-4°. Genève, 1744.)

2° Girard, — *Traité d'anatomie vétérinaire.*

3° Burdach, — *Traité de physiologie.* (Traduction de Jourdan.)

Nos D'ORDRE.	DÉSIGNATION DES ANIMAUX.	POIDS EN KILOGRAMMES		RAPPORT du sang au poids de l'animal.
		de l'animal vivant.	du sang recueilli.	
1	Chevaux et mulets maigres sacrifiés pour différents travaux (Girard).	350 à 400	18 à 21	
2	Un cheval de dissection, de l'âge de huit ans, et pesant sur pied 387kil,5, fut saigné à la jugulaire jusqu'à débilité complète ; on lui ouvrit ensuite l'artère carotide du même côté. Le sang recueilli, tant par les ouvertures que dans l'intérieur du cadavre, produisit un poids de 19kil,5 (Girard).	387,5	19,5	
3	Un autre cheval de dissection, de l'âge de dix ans et du poids de 162kil,5, fut assommé comme cela se pratique dans les boucheries ; on fit ensuite une large ouverture au poitrail, et l'on prit pour ce genre de *jugulation* les mêmes soins que l'on apporte aux bœufs saignés dans les abattoirs : on recueillit, tant par cette incision qu'à l'ouverture du corps, 22kil,8 de sang (Girard). . . .	162,5	22,8	
4	D'après Hales.	. . . .	. . . .	:: 1 : 18
5	Cheval entier, de race commune, propre au gros trait, âgé de dix ans, taille de 1m,50 environ, d'un embonpoint moyen, affecté depuis un mois d'une maladie grave du pied.	509	28,300	
6	Cheval hongre, âgé de douze ans, taille de 1m,45 environ, d'un embonpoint moyen, affecté de morve aiguë..	443	21,300	
7	Cheval entier, de race commune, âgé de quinze ans, taille moyenne, dans un état d'amaigrissement assez prononcé.	356	17	

Nos D'ORDRE.	DÉSIGNATION DES ANIMAUX.	POIDS EN KILOGRAMMES		RAPPORT du sang au poids de l'animal.
		de l'animal vivant.	du sang recueilli.	
8	Jument, âgée de onze ans environ, taille moyenne, d'un embonpoint moyen, affectée depuis deux mois d'une paralysie du nerf fémoral antérieur du côté gauche.	435	23	
9	Jument, de race cauchoise, âgée de douze ans, taille de 1^m,55, grasse.	545	33	
10	Un âne maigre (Girard).	140	8	
11	D'après Rosa (cité par Burdach).	. . . .	. . .	·: 1 : 23
12	Bœufs abattus dans les boucheries (Girard) . .	400 à 800	18 à 25	
13	Veau, d'après Rosa (cité par Burdach).	. . . .	. . . .	:: 1 : 22
14	Bœuf, d'après Herbst (cité par Burdach). . . .	. . . .	. . . .	:: 1 : 12
15	Bœuf, d'après Hales.	. . . .	. . . .	:: 1 : 10,86
16	Moutons abattus dans les boucheries (Girard).	40 à 65	2 à 3,500	
17	Agneau, d'après Allen Moulins (cité par Burdach.	. . . .	. . . .	:: 1 : 20
18	Agneau, d'après Rosa (cité par Burdach) . . .	. . . .	. . . .	:: 1 : 22
19	Brebis, d'après Allen Moulins (cité par Burdach).	. . . .	. . . .	:: 1 : 22
20	Brebis, d'après Rosa (cité par Burdach). . . .	. . . .	. . . .	:: 1 : 23
	Sur des animaux du troupeau de l'Ecole qui ont été abattus pour la consommation, nous avons recueilli les chiffres suivants :			
21	Mouton berrichon.	43	1,300	
22	— solognot (trois ans).	37,500	1,500	
23	— cholet (quatre ans).	44	2,300	
24	— périgourdin (trois ans)	39	1,500	
25	— gatinais (quatre ans).	51	1,800	
26	— berrichon (cinq ans).	47,500	2	
27	— anglo-mérinos-Grauy (quinze mois et quinze jours).	45,500	1,650	
28	— solognot.	30	1	
29	— allemand.	63	2,100	
30	— beauceron.	57	2,500	
31	— berrichon.	47,500	2	
32	— anglo-mérinos.	51,250	1,600	

Nᵒˢ D'ORDRE.	DESIGNATION DES ANIMAUX.	POIDS EN KILOGRAMMES		RAPPORT du sang au poids de l'animal.
		de l'animal vivant.	du sang recueilli.	
33	Mouton anglo-mérinos..	48	1,900	
34	— —	61	2,500	
35	— —	55	1,700	
36	— —	54,500	2	
37	— —	44,700	1,600	
38	Porcs sacrifiés dans un état moyen d'embon- point (Girard).	90 à 100	3,5 à 4,5	
39	Chien de haute taille (Girard).	30 à 35	3 à 3,5	
40	Un petit épagneul (Girard).	14	1	
41	Chien, d'après Herbst (cité par Burdach) . . .	. . . .	. . . .	: : 1 : 16
42	Chien, — —	. . . .	. . . .	: : 1 : 12
43	Chien, — —	. . . .	. . . .	: : 1 : 21
44	Chien, d'après Allen Moulins (cité par Bur- dach).	. . . .	. . . .	: : 1 : 9,60
45	Chat, d'après Herbst (cité par Burdach). . . .	. . . .	. . . .	: : 1 : 22
46	Lapin, d'après Herbst (cité par Burdach) . . .	. . . .	. . . .	: : 1 : 24
47	Lapin, d'après Allen Moulins (cité par Bur- dach.	. . . .	. . . .	: : 1 : 29
48	Coq, d'après Herbst.	. . . .	. . . .	: : 1 : 25
49	Canard, d'après Allen Moulins.	. . . .	. . . .	: : 1 : 29
50	Poule, d'après Herbst.	. . . .	. . . .	: : 1 : 32
51	Pigeon, d'après Herbst.	. . . .	. . . .	: : 1 : 18

En terminant ce chapitre, nous devons faire observer que tous ces chiffres ne peuvent être pris que comme approximatifs, et non pas d'une manière absolue. Il est probable, on le comprend facilement *à priori,* que la quantité de sang chez deux animaux de même poids pourrait ne pas être la même, ou que, en d'autres termes, l'un de ces animaux pourrait avoir une quantité de sang plus considérable que l'autre.

Enfin, il est clair que, de deux animaux qui auraient le même poids, mais qui seraient dans un état différent d'embonpoint, celui qui serait gras aurait moins de sang, relativement, que celui qui serait maigre, puisque la graisse, qui ne contient pas de sang, augmenterait ce poids chez l'un d'eux ; c'est, au reste, un fait d'observation vulgaire que tout le monde connaît.

Nous passons à l'examen d'une deuxième question.

§ II. — *Quelle quantité de sang peut-on retirer d'un seul coup, ou successivement, d'un même animal, sans que la mort en soit la conséquence immédiate ?*

Plusieurs expérimentateurs se sont occupés de résoudre la première partie de cette question, et nous ne pouvons mieux faire que d'extraire du savant *Traité de physiologie* de Burdach le résumé de toutes les tentatives qui ont été faites à cet égard (t. VI, p. 386) :

« D'après les observations de Rosa, la mort apparente eut lieu, « chez de jeunes veaux, après qu'il leur eut soustrait 3 à 6 livres « de sang, c'est-à-dire depuis un trente-deuxième jusqu'à un ving- « tième du poids de leur corps ; chez des veaux plus âgés, après la « soustraction de 12 à 16 livres de sang, ou d'un douzième à un « neuvième du poids de leur corps ; chez un agneau, après une « perte de 28 onces, équivalant au vingt-huitième de son poids « total ; chez un mouton, après celle de 61 onces, ou d'un vingt- « troisième du poids de son corps.

« D'après celles de Hales, elle se manifesta chez un cheval après « une soustraction de 33 livres de sang, ou d'un vingt-cinquième « du poids total.

« Selon Blundell, il a suffi, chez certains chiens, de leur enlever « 9 onces de sang, ou d'un trentième du poids de leur corps, tandis « que d'autres n'ont succombé qu'à une perte de 1 livre, ou d'un « dixième du poids total.

« Suivant Piorry, on peut soustraire aux chiens un vingt- « cinquième du poids de leur corps en sang, sans que la mort « arrive, mais elle a lieu si on tire quelques onces de plus.

« Terme moyen, on peut admettre que la mort survient après « que l'animal a perdu les trois quarts ou les sept huitièmes de la « masse de son sang, quoiqu'elle puisse avoir lieu après une perte

« d'un quart, même d'un huitième, dans certaines circonstances,
« notamment par l'effet d'une hémoptysie. »

Il n'est pas sans intérêt d'arrêter un moment l'attention sur la
conclusion définitive de ces expériences. Nous ne pensons pas non
plus qu'on doive la considérer d'une manière trop absolue.

Tous ceux qui ont fait ou qui ont vu faire des opérations sur les
chiens (nous ne pouvons parler que des animaux de cette espèce
pour appuyer ce que nous allons dire), savent parfaitement, et ils
en ont fait certainement la remarque, que dans certaines circonstances, bien qu'il n'y ait pas eu écoulement d'une grande quantité
de sang relativement à la taille de l'animal, la mort n'en a pas moins
lieu, soit immédiatement après, soit quelque temps après l'opération, comme si l'hémorrhagie avait eu lieu, et par les mêmes causes.

Qu'on n'aille pas croire que dans les circonstances dont nous par-
lons, il y ait eu introduction de l'air dans les veines ! Certainement
cet accident n'avait pas eu lieu, et nous en voulons citer pour
preuve le fait suivant qui s'est passé dans les hôpitaux de l'Ecole il
y a quelques années, et qui nous a beaucoup frappé :

Un chien, qui portait une tumeur à la partie inférieure du ventre,
fut présenté un matin à la visite de l'École ; une incision fut faite à
la peau, la tumeur fut enlevée par énucléation, et l'animal mourut
instantanément.

Ne peut-on pas attribuer la mort, survenue dans de telles circonstances, à ce que la tumeur, faisant partie de l'économie, a enlevé
avec elle une quantité de sang trop considérable relativement à sa
quantité totale dans cet individu ? Cette explication nous paraît
assez satisfaisante, mais nous la présentons avec toute la réserve
que demande une théorie qui ne repose pas sur des faits certains.

Quant à la seconde partie de la question qui consiste dans *la détermination des différentes quantités de sang que l'on peut retirer
d'un seul coup ou successivement d'un même animal*, sa solution a
une grande importance au point de vue de la médecine ; elle appartient, surtout pour cette raison, à la thérapeutique.

Nous rapporterons ici d'abord deux expériences faites par J. Girard, et qui sont consignées dans son *Traité de l'anatomie vétérinaire* ; enfin, une troisième expérience, qui a été poursuivie peut-
être avec plus de soins, ou dont la relation comporte plus de détails,

servira à montrer les différents états de l'animal qui en a été l'objet pendant tout le temps qu'elle a duré.

Expériences.

« 1° Une jument morveuse, de carrosse, de la taille de 1 mètre
« 59 centimètres, de l'âge de huit ans, vigoureuse et en bon état,
« fut saignée, à la jugulaire et à blanc, dans la matinée du 3 avril
« 1830 ; la même opération, réitérée les 4, 5, 6, 7 et 8 du même
« mois, donna les résultats ci-après :

« Sang retiré par la première saignée.   10 kilogrammes.
—   la deuxième.   10   —
—   la troisième.   8   —
—   la quatrième. . . .   8   —
—   la cinquième.   7   —
—   la sixième.   9   —

« La bête mourut de faiblesse peu d'in-
« stants après la dernière saignée, et l'on
« recueillit à l'ouverture du cadavre. . .   5 kilogr. 500 grammes.

« Total du sang obtenu. . .   57 kilogr. 500 grammes.

« 2° Un fort cheval hongre, de trait, de la taille de 1 mètre
« 55 centimètres, de l'âge de quatorze ans, et devant être abattu
« pour cause de morve, fut soumis aux mêmes épreuves, qui,
« comme les précédentes, eurent lieu le matin, l'animal étant à
« jeûn.

« La première saignée, faite le 29 avril 1830, donna 15 kilog.
« La deuxième   —   le 1er mai   —   12 — 500
« La troisième   —   le 3 mai   —   13 —
« La quatrième   —   le 5 mai   —   11 —
« Le cheval, mort en suite de cette dernière, conte-
« nait dans l'intérieur. . . . .   5 — 500

« Total du sang recueilli. . . 57 kilog. »

3° Cheval entier, propre au service du gros trait, de l'âge de onze ans, et de la taille de 1 mètre 60 centimètres.

Cet animal est dans un état d'embonpoint assez satisfaisant ; il est abandonné pour cause de morve.

Le 9 décembre 1843, les pulsations sont au nombre de 35, et les mouvements respiratoires au nombre de 10 par minute.

On pratique une saignée de 15 kilogrammes, à dix heures du matin. Un quart d'heure après la saignée, le pouls donne 55 pulsations, et les mouvements respiratoires sont au nombre de 21. La respiration est plaintive et profonde. Le regard est fixe ; la pupille est très-dilatée. L'animal trépigne des pieds postérieurs, se campe ; le pénis sort lentement du fourreau, et y rentre de la même manière quelque temps après. Bâillements fréquents. L'animal se couche et se relève de temps en temps ; il refuse complétement sa ration.

Pendant toute la journée, les mêmes symptômes persistent.

Le 10, faiblesse moins grande que la veille ; 12 respirations et 55 pulsations par minute. Saignée de 10 kilogrammes.

Dans la journée, l'animal bâille et se couche souvent. Du sang recueilli dans l'hématomètre s'est séparé en dix-sept minutes ; le caillot blanc, qui était hier dans des proportions égales avec le caillot noir, occupe aujourd'hui les deux tiers de l'éprouvette.

Le 11, 8 respirations et 70 pulsations par minute.

Saignée de 5 kilogrammes. Après la saignée, la respiration est profonde et entrecoupée (10 par minute) ; pouls petit (80 pulsations par minute). Muqueuses plus pâles encore que les jours précédents. Décubitus presque constant. Refus des aliments.

Le 12, 80 pulsations et 11 respirations par minute.

Saignée de 5 kilogrammes. Le sang reçu dans l'éprouvette se coagule dans l'espace de quinze minutes. Dans le courant de la journée, l'animal boit, mange et ne se couche pas.

Le 16, l'animal a perdu beaucoup de son embonpoint et de sa gaieté. Les muscles ont beaucoup diminué de volume ; le flanc est cordé, le ventre levretté ; les côtes se dessinent au travers de la peau. 57 pulsations et 19 respirations irrégulières par minute. Saignée de 5 kilogrammes. Un quart d'heure après la saignée, il y a 80 pulsations et 40 respirations par minute. Les muqueuses sont très-pâles ; la face est grippée.

Le sang, qu'on a recueilli dans une éprouvette au commencement de la saignée, se sépare en neuf minutes ; le caillot blanc occupe les trois quarts de l'éprouvette.

Le 19, 80 pulsations et 40 respirations par minute.

Saignée de 5 kilogrammes. Le sang se sépare en onze minutes ; le caillot blanc occupe les trois quarts de l'éprouvette. Après la saignée, on injecte 3 litres d'eau dans la jugulaire ; l'air s'introduit dans l'intérieur de la veine. L'animal tombe sur le sol, se livre à de violents mouvements, etc. La mort arrive quelque temps après.

En résumé, dans l'espace de dix jours, on a retiré à ce cheval, par six saignées, une quantité de sang égale à 45 kilogrammes.

§ III. — Les considérations qui précèdent étant connues, nous passons à des expériences qui ont eu pour but de connaître *en combien de temps la mort survient par l'écoulement du sang en suite de blessures faites aux vaisseaux qui ont le calibre le plus considérable*. Nous avons fait ces expériences, soit sur des animaux destinés à servir aux travaux anatomiques, soit sur des animaux affectés de maladies incurables, et parmi ces derniers sur des chevaux morveux ou boiteux. Nous avons tenu note exacte du sexe, de l'âge, de la taille, et du service auquel ils avaient pu être utilisés.

a. Les uns ont été sacrifiés par la section de la jugulaire et de la carotide.

b. Les autres, par la section de l'artère et de la veine fémorales.

c. Les derniers, enfin, au moyen d'un coup de couteau donné dans le poitrail, et qui blessait les plus gros vaisseaux situés à l'entrée de la cavité de la poitrine.

Dans toutes ces expériences, les animaux n'ont été considérés comme morts que lorsque, en appliquant le doigt sur le globe de l'œil, il ne se manifestait plus aucun mouvement de cet organe.

N°s D'ORDRE.	DESIGNATION DES ANIMAUX.	TAILLE.	SERVICE.	AGE.	ÉTAT.	En combien de temps l'animal est mort.	OBSERVATIONS.
	a. **Section de la jugulaire et de la carotide.**						
1	Cheval hongre.	moyenne.	gros trait.	15 ans.	maigre, vigour.	17 minutes.	
2	Cheval entier.	id.	trait léger.	16 ans.	id.	11 minutes.	
3	Jument.	id.	gros trait.	15 ans.	très-vigoureuse.	15 minutes.	
4	Cheval entier.	id.	id.	18 ans.	vigoureux.	13 minutes.	
5	Id.	id.	trait léger.	20 ans.	id.	20 minutes.	
6	Id.	id.	gros trait.	17 ans.	id.	17 minutes.	
7	Id.	petite.	trait léger.	20 ans.	peu vigoureux.	14 minutes.	
8	Jument.	id.	id.	16 ans.	très-maigre.	10 minutes.	
9	Cheval entier.	id.	id.	15 ans.	vigoureux.	12 minutes.	
10	Vache.	moyenne.	id.	12 ans.	id.	19 minutes.	
11	Id.	petite.	id.	13 ans.	id.	15 minutes.	
	b. **Section de l'artère et de la veine fémorales.**						
1	Cheval hongre.	moyenne.	trait léger.	18 ans.	assez vigoureux	7 minutes.	
2	Jument.	id.	id.	12 ans.	id.	9 minutes.	
3	Cheval entier.	id.	gros trait.	15 ans	vigoureux.	6 minutes ½.	
4	Id.	id.	id.	17 ans.	id.	9 minutes ½.	
5	Id.	id.	id.	20 ans.	id.	12 minutes.	
6	Cheval hongre.	id.	trait léger.	15 ans.	id.	6 minutes.	
7	Cheval entier.	id.	id.	18 ans.	assez vigoureux.	18 minutes.	
8	Id.	id.	gros trait.	16 ans.	très-vigoureux.	8 minutes.	
9	Id.	id.	id.	18 ans	faible	6 minutes.	
10	Cheval hongre.	id.	trait léger.	10 ans.	vigoureux.	7 minutes.	
11	Id.	id.	id.	17 ans,	id.	9 minutes.	
12	Id.	id.	id.	18 ans.	id.	11 minutes.	
	c. **Coup de couteau dans le poitrail.**						
1	Ane.	moyenne.	trait léger.	8 ans.	très-vigoureux.	2 minutes ½.	
2	Cheval entier.	id.	gros trait	20 ans.	id.	3 minutes.	
3	Id.	id.	id.	17 ans.	id.	3 minutes.	
4	Id.	id.	id.	16 ans.	id.	15 minutes.	Le sang coulait très-irrégulièrement.
5	Jument.	grande.	trait léger.	15 ans	id.	4 minutes.	
6	Id.	moyenne.	id.	20 ans.	id.	2 minutes.	
7	Id.	id.	id.	6 ans.	id.	2 minutes ¾.	

En faisant les diverses opérations nécessaires pour connaître quelle a été la durée moyenne de l'écoulement du sang pour amener la mort complète dans chacune de ces séries d'expériences, on trouve que :

1° Elle a été de quinze minutes et demie environ chez les animaux auxquels on avait coupé la jugulaire et la carotide. (Nous avons compris tous les animaux sans distinction, bien qu'il y ait parmi les 11 sujets d'expérimentation : 9 chevaux et 2 vaches.)

2° Elle a été de neuf minutes cinq secondes chez les animaux auxquels on avait coupé l'artère et la veine fémorales.

3° Enfin, elle a été de quatre minutes trente-six secondes environ chez les animaux auxquels on avait donné un coup de couteau dans le poitrail, et auxquels on avait coupé des vaisseaux plus nombreux et plus volumineux que dans les expériences précédentes.

Il ressort de ces expériences un fait qui a une certaine portée comme application à la physiologie, et que nous ferons remarquer seulement en passant, c'est que des expériences analogues pourraient servir à la détermination de la vitesse de la circulation.

SECONDE PARTIE.

EXPÉRIENCES CHIRURGICALES.

§ I. — *Amputation de la queue.*

Première expérience. — Le 3 janvier 1851, à dix heures moins quatre minutes, nous pratiquons l'amputation de la queue, dans l'épaisseur d'un os coccygien, à un cheval entier, de trait, de petite taille, peu vigoureux et âgé de vingt ans environ.

L'artère coccygienne médiane donne seule un jet franc ; la supérieure et l'inférieure du côté gauche ne saignent pas ; celles du côté droit, au contraire, laissent écouler le sang goutte à goutte.

On recueille le sang qui s'écoule de l'artère coccygienne médiane dans une éprouvette graduée ; sa quantité est égale à 5 centimètres cubes dans l'espace de douze minutes.

En calculant d'après ces données, on trouve que cette artère donnerait passage à 1 litre de sang dans l'espace de quarante minutes (1).

Le sang a eu quelques intermittences dans l'intensité de son jet ; il s'est écoulé plus tard goutte à goutte ; et à midi et un quart, c'est-à-dire deux heures et dix-neuf minutes après le commencement de l'expérience, l'animal a été sacrifié pour les besoins du service

---

(1) Opération : $0^{m},05 : 12'' :: 1000 : x = \dfrac{12'' \times 1000}{0^{m},05} = \dfrac{2400}{60} = 40'.$

d'anatomie. On pouvait considérer l'hémorrhagie comme arrêtée ; les gouttes de sang se succédaient à de rares intervalles.

Seconde expérience. — Cheval entier, de gros trait, de taille moyenne, vigoureux, âgé de seize ans.

Le 4 janvier 1851, à une heure moins seize minutes, nous pratiquons l'amputation de la queue sur cet animal.

Le sang s'écoule seulement par l'artère coccygienne médiane ; sa quantité est égale à 5 centimètres cubes dans l'espace de dix-huit secondes. Les autres artères ne donnent du sang que goutte à goutte et de temps en temps.

En calculant d'après ces données, on trouve que l'artère coccygienne médiane donnerait passage à 1 litre de sang dans l'espace de soixante minutes ou d'une heure (1).

Le cheval est abandonné dans l'écurie du service d'anatomie.

Le lendemain, l'hémorrhagie est arrêtée ; l'animal mange.

L'animal a été gardé deux jours encore.

L'hémorrhagie s'est donc arrêtée d'elle-même.

§ II. — Opération de la queue à l'anglaise.

Cheval hongre, de taille moyenne, âgé de onze ans ; il est très-maigre, et a très-peu mangé depuis deux jours.

Le 17 décembre 1850, à midi moins deux minutes, nous pratiquons l'opération de la queue à l'anglaise sur cet animal, et nous coupons, *aussi bien que possible,* les deux artères coccygiennes latérales inférieures. Immédiatement après, le sang s'écoule par deux jets.

A midi quarante-cinq minutes, le sang ne coule plus que goutte à goutte, mais ces gouttes se succèdent assez rapidement. Puis, l'hémorrhagie diminue peu à peu, et à une heure trente-huit minutes, c'est-à-dire trente-cinq minutes après l'opération, elle a cessé complétement.

A ce moment, nous faisons opérer divers mouvements à la queue pour nous assurer de la solidité du caillot qui s'est formé dans l'in-

______

(1) Opér. : $0^m,05 : 18'' :: 1000 : x = \dfrac{18'' \times 1000}{0^m,05} = \dfrac{18000}{0^m,05} = \dfrac{3600}{60} = 60'$.

térieur des plaies, et l'hémorrhagie recommence comme au début de l'expérience.

A deux heures, l'hémorrhagie a cessé tout à fait. Quelques mouvements d'élévation et d'abaissement font sortir un peu de sang des plaies (il y en avait trois à droite et trois à gauche), mais cet écoulement ne persiste pas. Nous considérons l'hémorrhagie comme définitivement arrêtée.

A trois heures et demie, aucun écoulement sanguin. L'animal est abandonné dans l'écurie.

Le lendemain matin, l'animal est couché et se débat. Il n'y a eu aucun écoulement sanguin pendant la nuit. L'animal est sacrifié.

Il était difficile d'expérimenter dans de plus mauvaises conditions ; cependant l'hémorrhagie s'est arrêtée d'elle-même.

§ III. — *Observation d'une fistule ancienne dans la région du périnée. — Opération. — Blessure de la branche interne de l'artère obturatrice. — Mort.*

Signalement. — Cheval hongre, de race anglaise, sous poil alezan, à tous crins, de l'âge de six ans, de la taille de 1 mètre 50 centimètres environ.

Renseignements. — Il y a six mois, ce cheval s'est acculé sur une herse, et une dent de cet instrument a pénétré dans la région du périnée. Après quelques jours de traitement, la plaie qui résultait de cette blessure s'est cicatrisée ; mais plus tard un abcès s'est formé dans la même région. On a fait la ponction de cet abcès, et depuis cette époque la plaie ne tend plus à la cicatrisation ; elle donne toujours une suppuration très-abondante, surtout quand l'animal trotte. Il y a quatre mois environ que l'animal est dans ce même état.

On remarque des cicatrices assez nombreuses sur le corps de ce cheval, surtout du côté droit, sur la hanche, sur les côtes, le bras, la tempe ; elles proviennent toutes des violents efforts auxquels l'animal s'est livré quand on l'a abattu pour faire la ponction de l'abcès dont nous avons parlé plus haut.

Examen de l'animal à son entrée aux hôpitaux de l'Ecole, le 3 février 1852. — Il est un peu maigre ; toutes les fonctions s'exécutent normalement ; l'appétit est bon.

Dans la région du périnée, du côté droit, entre le pénis et la fesse, à 15 centimètres au-dessous de l'anus, existe une petite plaie étroite, de la longueur de 3 centimètres dans le sens longitudinal, à lèvres contiguës, recouvertes par des bourgeons charnus de couleur rouge. Il sort de cette plaie un pus blanc, filant, qui salit toute la face interne du membre postérieur droit, où il forme des traînées qui s'étendent en bas jusqu'au boulet.

Au repos, le pus s'écoule peu à peu et en petite quantité.

Au trot, au contraire, le pus s'échappe avec force et par jets saccadés, mais bientôt l'écoulement du pus cesse complétement.

Après un quart d'heure de repos, si l'on exerce de nouveau l'animal, on obtient encore cinq ou six jets de pus, comme nous l'avons vu précédemment.

Comme le cheval est vigoureux, et se défend quand on veut examiner la région malade, on le fixe au travail afin d'explorer la plaie.

Une sonde introduite dans la plaie suit une direction oblique de bas en haut, d'avant en arrière, et un peu de dehors en dedans. Après avoir parcouru un trajet de 15 centimètres environ, la sonde rencontre la face inférieure de l'ischium, qui oppose une résistance solide en arrière, mais un peu molle en avant.

Le 4, on couche l'animal sur un lit de paille pour explorer plus complétement la fistule et pour faire l'opération.

L'index peut être introduit avec facilité dans l'intérieur de la fistule après un léger débridement, et l'on arrive sur la face inférieure de l'ischium du côté droit, où l'on éprouve une résistance molle. A cet endroit, la fistule se bifurque ; ses deux branches sont à peu près égales en calibre. Les parois de cette fistule sont dures, résistantes, inextensibles.

Au moyen du bistouri boutonné de Girard, on parvient assez facilement à débrider la fistule. Deux coups de bistouri n'ont cependant pas suffi, et on introduit de nouveau l'instrument ayant son tranchant dirigé en arrière et parallèle à la ligne médiane. A ce moment, l'animal fait un mouvement brusque, la lame du bistouri tourne dans la plaie et regarde alors en haut. (Le cheval était couché sur le côté gauche.) Immédiatement après, une hémorrhagie artérielle se manifeste ; elle est abondante : l'artère obturatrice ou souspelvienne a été blessée.

Cette hémorrhagie est d'abord arrêtée momentanément au moyen de la compression directe exercée avec les doigts sur le vaisseau, puis par un tamponnement maintenu à l'aide de bourdonnets ; mais bientôt le fourreau se gonfle, se distend et acquiert en peu de temps un volume énorme.

Pendant tout le temps de cette opération, l'animal a fait de violents efforts. Enfin on a défait les entraves et il n'a pu se relever.

Une heure plus tard, il était encore couché et se livrait à des mouvements désordonnés ; la respiration était profonde et accélérée, le pouls à peine sensible ; les battements du cœur étaient tumultueux, les muqueuses pâles ; le corps était couvert de sueur.

On a essayé la transfusion du sang ; et enfin l'animal est mort.

Autopsie faite une heure et demie après la mort. — Tous les organes sont sains.

La fistule, dont nous avons fait connaître précédemment la direction, se divisait en deux branches à la face inférieure de la symphyse ischiale. Chacune de ses branches se dirigeait transversalement sur la face inférieure de l'ischium du côté correspondant, dans une étendue de 3 centimètres environ.

La branche interne de l'artère obturatrice était coupée en travers dans la moitié de sa circonférence et était béante. Cette section avait été faite à 3 centimètres environ après que l'artère obturatrice a franchi l'ouverture sous-pelvienne.

Le tissu cellulaire du fourreau et tout le tissu cellulaire qui entoure le pénis étaient remplis par une grande quantité de sang coagulé, et une certaine quantité de sérosité de couleur citrine avait même commencé à gagner les parties les plus déclives.

§ IV. — *Expérience.* — *Blessure de l'artère dorsale du pénis.* *Mort.*

Le mercredi 11 février 1852, un cheval de gros trait, de grande taille, qui avait servi la semaine précédente à des expériences sur la castration, et qui, depuis huit jours environ, était dans l'écurie du service d'anatomie, fut abattu sur une table de dissection, et y fut maintenu couché sur le côté droit.

A une heure trente-six minutes, un scalpel, dont la lame avait une longueur de 0^m,065 et une largeur de 0^m,008, fut *introduit* sur

2

le côté droit du pénis, à une distance de l'anus égale à 0ᵐ,16. Immédiatement après, il y eut un jet de sang artériel dont les dimensions étaient en rapport avec l'étendue de la plaie.

Notons en passant que la plaie était simple, que le scalpel avait été introduit par une simple pénétration dans les parties profondes, et qu'on se proposait de blesser l'artère obturatrice ou sous-pelvienne. Nous verrons plus loin que ce fut une des divisions terminales de cette artère qui fut blessée : la dorsale du pénis.

On a recueilli du sang pendant que le jet avait le plus de force ; *l'hémorrhagie donnait 1 litre dans l'espace de deux minutes.*

Peu à peu, le jet de sang a diminué de volume, et enfin, à deux heures vingt-six minutes (c'est-à-dire cinquante minutes après la blessure du vaisseau), l'hémorrhagie a cessé complétement.

Depuis quelque temps déjà, l'animal se livrait à des mouvements désordonnés ; la respiration était bruyante, les muqueuses apparentes se décoloraient graduellement, les battements du cœur avaient une grande violence ; puis, enfin, des bâillements devinrent de plus en plus fréquents ; il en fut de même des mouvements d'extension de toutes les régions, et la mort de l'animal fut complète à deux heures trente-six minutes (une heure après le début de l'expérience).

Dissection faite immédiatement après la mort. — Le trajet qu'a parcouru la lame du scalpel est indiqué par du sang. L'artère obturatrice et ses divisions terminales sont disséquées. Le scalpel avait passé dans l'épaisseur du muscle ischio-caverneux du côté droit et était venu blesser l'artère dorsale du pénis à 3 centimètres environ en arrière de son origine comme division terminale de l'artère obturatrice ou sous-pelvienne.

L'artère n'était pas coupée en travers ; elle avait été seulement intéressée dans la moitié interne de sa circonférence.

§ V. — *Castration.*

Lafosse, dans son *Dictionnaire raisonné d'hippiatrique* (1775, t. I, p. 196), a dit, en parlant de la castration et après avoir décrit les différentes manières de pratiquer cette opération : « ..... Je ne « conçois pas comment on prend tant de précautions pour couper « un cheval, car j'ai coupé nombre de chevaux sans faire de liga-

« ture et sans appliquer le feu ; leur guérison a été parfaite. Il est
« vrai qu'ils perdent du sang ; mais en périssent-ils pour cela ?
« J'ai des preuves du contraire : si ce malheur est arrivé, ce n'a pas
« été entre mes mains. Pourquoi serait-il réservé à d'autres opéra-
« teurs ? Si j'avais un cheval de prix sur lequel je ne pusse pas
« opérer moi-même, je voudrais qu'on le coupât de cette manière,
« pour être assuré de la guérison de mon cheval. »

Quand un homme de la valeur pratique de Lafosse se prononce
d'une manière aussi absolue sur le peu de gravité de la section des
cordons testiculaires, on ne peut douter que ce qu'il avance soit
exact.

Néanmoins, « M. Barthélemy aîné, désirant s'assurer si ce mode
« opératoire ne serait pas suivi d'une hémorrhagie capable de com-
« promettre l'existence de l'animal, coupa les cordons testiculaires,
« immédiatement au-dessus des épididymes, à cinq chevaux de
« dissection ; les opérations ont parfaitement réussi. Le sujet n° 1
« était relevé depuis un quart d'heure lorsque l'hémorrhagie com-
« mença ; le n° 4 ne perdit pas 1 litre de sang ; et le n° 5 n'en a pas
« perdu 6 centilitres.

« Il est à observer que les sujets qui étaient les plus faibles ont
« été ceux dans lesquels l'hémorrhagie a duré le plus long-
« temps. . . . . (1). »

Nos expériences ont été faites dans le but de savoir quelle est la
quantité de sang qui peut s'écouler à la suite de cette opération (2).

Première expérience. — Le sujet de cette expérience est un cheval
entier de race commune, propre au gros trait, sous poil gris de fer,
de la taille de 1 mètre 50 centimètres environ, âgé de dix ans, abandonné à l'Ecole pour cause de morve aiguë. Ce cheval est d'un na-
turel assez méchant.

Nous passons sous silence des détails de cette observation qui
sont parfaitement inutiles relativement à l'expérience. Notons seu-

---

(1) Procès-verbal de la séance publique tenue à l'Ecole royale d'économie rurale et vétérinaire d'Alfort, le 12 novembre 1815, pour la dis-
tribution des prix aux élèves.

(2) Qu'on ne perde pas de vue qu'il ne s'agissait pas de juger ce procédé opératoire relativement aux autres ; nous n'avons fait les expériences
suivantes que relativement à l'hémorrhagie qui en est le résultat.

lement que cet animal était à la diète à peu près complétement depuis soixante heures environ.

Le 30 décembre 1851, l'animal est abattu sur un lit de paille et fixé pour subir l'opération de la castration.

A 2 heures + 5 minutes, les testicules sont mis à découvert comme si l'on voulait opérer à testicules découverts, et les cordons testiculaires sont coupés d'une manière nette avec un bistouri bien tranchant.

Immédiatement après cette section, les cordons testiculaires remontent dans le canal inguinal. C'est à peine s'il s'écoule quelques gouttes de sang.

A 2 heures + 13 minutes, l'animal est relevé, et quelque temps après (à 2 heures + 20 minutes), lorsqu'on le conduit du lieu où il avait été opéré dans une écurie du service d'anatomie où il doit être surveillé, une hémorrhagie se manifeste.

A 2 heures + 22 minutes, on mesure la quantité de sang qui s'écoule : elle est de 1 décilitre par minute. L'hémorrhagie n'est régulière que par la plaie du côté droit ; quelques gouttes seulement tombent de temps en temps de la plaie du côté gauche.

Depuis ce temps jusqu'à 2 heures + 55 minutes, plusieurs essais ont été faits et l'on a recueilli la même quantité de sang pendant le même temps ; mais à partir de ce moment l'hémorrhagie diminue, car à 3 heures + 4 minutes elle ne donne plus que 7 centilitres par minute.

A 3 heures + 15 minutes, on obtient à peine 5 centilitres.

A 3 heures + 30 minutes, diminution notable de l'hémorrhagie. On ne peut mesurer qu'approximativement, car le sang ne s'écoule plus en jet continu. Peut-être eût-on obtenu 2 centilitres par minute.

A 3 heures + 50 minutes, il ne s'écoule plus que quelques gouttes.

A 3 heures + 55 minutes, arrêt de l'hémorrhagie.

A 4 heures, l'animal s'étant livré à de violents mouvements dans le but de se battre avec un cheval voisin, l'hémorrhagie reparaît avec quelque intensité et donne 6 centilitres par minute.

A 4 heures + 10 minutes, l'animal est couché ; il est impossible de voir si l'hémorrhagie continue. Il reste couché jusqu'à 5 heures + 50 minutes.

A 5 heures + 55 minutes, l'animal est relevé : l'hémorrhagie est arrêtée.

A partir de ce moment jusqu'à huit heures du soir, il n'y a pas eu d'écoulement sanguin. On prend la précaution de ne pas laisser de sang sous l'animal, afin qu'on puisse voir le lendemain s'il s'en est écoulé pendant la nuit.

On a noté, en outre, que cet animal, à peine entré à l'écurie, s'est mis à manger immédiatement, et que, dans la journée, loin d'être devenu triste et abattu, il est devenu plus méfiant et plus difficile à approcher. Il n'y a pas eu de grandes modifications dans les fonctions de la respiration et de la circulation. Les mouvements respiratoires ont toujours été au nombre de 16 à 17 par minute, et les pulsations à celui de 40 par minute.

Le 31 décembre, l'animal est examiné à sept heures du matin ; il mange bien et boit avec avidité. Rien n'annonce que l'hémorrhagie ait recommencé pendant la nuit. 16 mouvements respiratoires et 45 pulsations par minute.

Pendant toute la journée, on n'observe rien de particulier. L'animal mange bien.

Le 1er janvier 1852, même état que la veille.

Le 2, rien à noter dans l'état général de l'animal. L'opération de la castration est faite depuis trois jours ; il n'y a pas d'engorgement.

L'animal est sacrifié à dix heures du matin. Voici ce qu'on remarque dans la région où l'on a pratiqué l'opération :

Les bourses ont à peu près le même volume et la même forme que si l'animal n'avait pas été châtré. Les plaies résultant des incisions faites dans cette région sont fermées par du sang noir desséché. Sur les parties latérales de ces incisions, on voit aussi des croûtes formées par du sang desséché.

Une incision faite de haut en bas sur le trajet des cordons testiculaires montre d'abord que le tissu cellulaire sous-cutané est infiltré de sérosité, et la gaîne vaginale qui a la forme d'un cône creux dont la base est inférieure répond aux incisions des bourses. La cavité de chacune des gaînes vaginales est divisée en deux parties inégales :

1° L'une, inférieure, plus grande que l'autre, occupe les deux tiers de sa longueur, est remplie par un caillot sanguin qui occupe la place des testicules. Ce caillot est noirâtre, épais, assez résistant à la pression des doigts, et se sépare assez facilement de la surface du feuillet de la gaîne vaginale avec lequel il est en contact.

2° L'autre, supérieure, plus petite que la première, est occupée par ce qui reste du cordon testiculaire : il a une longueur de 6 à 7 centimètres, au-dessous de l'ouverture qui fait communiquer la cavité de la gaîne vaginale avec celle du péritoine. A l'extrémité coupée de ce cordon se trouve un caillot résistant qui oblitère les ouvertures des vaisseaux. Ce caillot, qui est comme frangé à son extrémité inférieure, se continuait très-probablement avec le caillot dont il a été parlé précédemment, lorsque l'animal était debout.

Dans la plaie du côté droit, le caillot est divisé en deux parties absolument de la même manière qu'on voit le sang du cheval se séparer dans une éprouvette : sa partie supérieure est blanche, et sa partie inférieure noire.

Plusieurs coupes, faites à différentes hauteurs sur le trajet des vaisseaux des cordons testiculaires, montrent que le sang est coagulé dans leur intérieur.

A l'ouverture de la cavité abdominale, on constate qu'il n'y a pas de sang épanché dans le sac péritonéal.

Le péritoine est le siége d'une très-légère injection, plus marquée du côté de la pelvienne et surtout sur le fond de la vessie.

En résumé :

Un cheval a été châtré par le procédé à testicules découverts, et l'on a fait une section nette des deux cordons testiculaires.

L'hémorrhagie a duré trois heures trente-cinq minutes.

La perte de sang peut être évaluée à 7 litres 2 décilitres 8 centilitres.

L'animal qui a fait le sujet de cette observation a bu et a mangé comme à l'ordinaire ; il a été sacrifié trois jours après l'opération.

Seconde expérience. — Le sujet de cette expérience est un cheval entier, de race normande, âgé de cinq ans, de taille moyenne ; il est d'une bonne constitution, d'un tempérament sanguin, dans un état d'embonpoint satisfaisant, mais affecté de la morve chronique.

Le 3 janvier 1852, l'animal est abattu et fixé comme pour la castration. L'opération de la castration est pratiquée comme à testi-cules découverts ; mais au lieu de placer des casseaux, les cordons testiculaires sont coupés d'une manière nette et d'un seul coup de bistouri.

Immédiatement après l'opération, et alors que le cheval est encore couché, quelques gouttes de sang s'écoulent ; puis, lorsque l'animal est relevé, l'hémorrhagie devient régulière, et l'on recueille dans un vase, et dans l'espace d'une minute, les quantités de sang suivantes :

A 10 heures. . . . . 9 centilitres.
A 10 heures + 5 minutes. . . 10 —
A 10 heures + 10 minutes. . . 7 —
A 10 heures + 30 minutes. . . 2 —
A 11 heures + 20 minutes. . . 3 —
A 11 heures + 30 minutes. . . 1 —

Après 11 heures 30 minutes, on n'obtient plus que quelques gouttes par minute ; on néglige de recueillir cette petite quantité de sang.

L'hémorrhagie a duré *une heure et demie*, et a donné (en prenant la moyenne des quantités de sang écoulé et en les multipliant par le temps de l'écoulement) 4 litres 8 décilitres 7 millilitres.

A 2 heures — 15 minutes, l'hémorrhagie a lieu de nouveau et dure 55 minutes. Quoique sa durée ait été moins longue que pour la première, son intensité était à peu près la même, car on a pu recueillir :

A 2 heures — 15 minutes. . . 11 centilitres.
A 2 heures + 10 minutes. . . 5 —

La moyenne de l'écoulement, multipliée par le temps, donne 2 litres.

Dans la nuit du 3 au 4, il y a eu une petite hémorrhagie qui a été évaluée à 2 décilitres au maximum.

Le 4, une nouvelle hémorrhagie se manifeste à 10 heures + 10 minutes du matin, et dure jusqu'à 2 heures — 15 minutes. Voici les diverses quantités de sang qui ont été recueillies :

A 10 heures + 20 minutes. . . 4 centilitres.
A 11 heures + 10 minutes. . . 3 —

A 12 heures + 7 minutes. . . . 1 centilitre.
A 12 heures + 16 minutes. . . 3   —
A 1 heure + 35 minutes. . . . 1   —

Ce qui donne, en faisant la même opération que précédemment, une quantité de sang évaluée à 6 litres 640 millilitres.

Après ce temps, on n'obtient plus que quelques gouttes de sang par minute, et on ne les recueille plus.

Dans la nuit du 4 au 5, il n'y a pas eu d'hémorrhagie.

Toutes les fois qu'il y a eu écoulement du sang depuis le commencement de l'expérience, il a toujours été plus fort du côté droit que du côté gauche.

Le 5, l'animal est sacrifié par effusion de sang.

Autopsie. — Les bourses sont infiltrées de sérosité ; l'infiltration du tissu cellulaire se propage un peu sous le ventre.

Une incision longitudinale faite sur le trajet des cordons testiculaires permet de voir qu'ils sont fortement rétractés vers les parties supérieures des canaux inguinaux, et qu'ils sont parfaitement sains. Des deux côtés, la gaîne vaginale renferme un énorme caillot semblable à celui que forme le sang du cheval dans une éprouvette. Ce caillot est beaucoup plus volumineux du côté droit que du côté gauche ; mais, des deux côtés, il a une consistance assez ferme et adhère à la fois à la surface de la gaîne vaginale et à l'extrémité du cordon testiculaire.

Dans la cavité abdominale, le péritoine présente, dans quelques points, plusieurs fusées sanguines ; il en est de même de l'épiploon gastro-colique.

En résumé :

Un cheval a été châtré par le procédé à testicules découverts, et l'on a fait une section nette des cordons testiculaires.

L'hémorrhagie a été intermittente ; elle a donné :

1°. . . . . 4 litres 807 millilitres.
2°. 2   —   »   —
3°. . . . . »   — 200   —
4°. 6   — 640   —

En tout. . . . . 13 litres 647 millilitres.

L'animal qui a fait le sujet de cette expérience a été sacrifié deux jours après l'opération (1).

§ VI.

A. Que de faits d'hémorrhagies qui se sont arrêtées d'elles-mêmes pourraient être ajoutés à ceux que nous venons de rapporter !

Nous nous souviendrons toujours d'avoir vu un cheval qui avait un *mal de taupe* auquel, dans un débridement considérable, nous avions coupé les deux artères occipito-musculaires. Ce cheval, qui était abandonné à l'Ecole depuis quelque temps déjà, fut envoyé ensuite à la cour des forges pour être livré à l'équarrisseur. Il y avait deux jets de sang saccadés qui s'élevaient au-dessus de sa tête à une certaine hauteur ; et cependant, cette hémorrhagie s'est arrêtée spontanément. Quelque temps après, ce cheval, qu'on avait remis le lendemain dans une écurie, et auquel on avait continué à donner des soins, sortit de l'Ecole parfaitement guéri.

Il n'entre pas dans le cadre de ce travail de décrire ou d'énumérer les moyens d'arrêter les hémorrhagies ; mais nous ne pouvons ne pas parler de quelques expériences que nous avons faites ou de quelques observations personnelles qui sont relatives à la blessure de quelques artères, et ne pas rapprocher de ce qui précède quelques faits remarquables qui ont été cités.

Plusieurs fois nous avons pratiqué, avec une lancette, la saignée à l'artère sous zygomatique chez le cheval, et nous avons toujours vu l'hémorrhagie s'arrêter par l'emploi d'une simple suture entortillée, comme pour la saignée à la veine jugulaire. Il n'en est pas toujours ainsi ; on le verra dans l'observation suivante :

Un cheval, qui fut amené à la consultation de l'Ecole, présentait une tumeur du volume d'une petite pomme à la partie supérieure de la joue du côté droit. Cette tumeur était en partie recouverte par la peau ; dans sa partie la plus saillante, elle avait une coloration rouge-foncé, et était sèche au toucher. On percevait facilement

---

(1) Nous avons répété plusieurs fois nos expériences relativement à l'opération de la queue à l'anglaise et à la castration ; nous croyons inutile d'en multiplier les observations, et nous nous bornons à dire que les résultats en ont toujours été les mêmes, c'est-à-dire que l'hémorrhagie s'est arrêtée d'elle-même.

les battements artériels en appliquant les doigts à la surface de cette tumeur.

Le propriétaire de cet animal, cultivateur des environs de l'Ecole, raconta que, quelques jours auparavant, il était occupé à lui *faire le toupet*, lorsque son cheval, qui avait des démangeaisons et qui cherchait à mordre les corps environnants, lui prit son pantalon avec les dents. Il lui donna un coup de ciseaux sur la face, qui fit jaillir le sang. L'artère sous-zygomatique avait été blessée.

Un vétérinaire fut appelé. En l'attendant, on avait exercé une compression sur le trajet du vaisseau. Une suture entortillée fut placée sur les lèvres de la plaie et l'hémorrhagie fut arrêtée. Mais plus tard, le sang ayant continué à s'épancher dans le tissu cellulaire, la tumeur, dont les caractères ont été indiqués plus haut, s'était développée, et l'épingle était même tombée.

En dilacérant avec les doigts la croûte qui s'était formée, l'hémorrhagie se manifesta bientôt avec beaucoup de force.

On abattit le cheval, et l'on fit *une ligature en masse ;* car on ne pouvait plus distinguer les parties les unes des autres. L'animal fut relevé ensuite ; l'hémorrhagie était arrêtée ; mais les lèvres étaient tournées du côté gauche, par suite de la ligature du plexus sous-zygomatique.

Quelque temps après, la paralysie des lèvres n'existait plus : on sait, en effet, que la ligature des nerfs n'a qu'un effet temporaire.

B. Dans toutes les expériences qui précèdent, il n'a pas été tenu compte de la plasticité plus ou moins grande du sang des animaux, bien qu'elle soit à prendre en considération. En effet, la tendance de ce fluide à se coaguler ou à se prendre en masse est excessivement variable, non-seulement si l'on compare des individus appartenant à des espèces différentes, mais même des individus de la même espèce. Tous ceux qui ont fait des expériences sur les chiens savent avec quelle promptitude les hémorrhagies s'arrêtent d'elles-mêmes, et l'on trouve dans beaucoup d'ouvrages des faits qui témoignent de la plasticité du sang de ces animaux. La section des artères carotides primitives, des troncs brachiaux (artères axillaires), des artères fémorales, occasionne des hémorrhagies qui s'arrêtent spontanément et très-facilement.

Malheureusement il n'en est pas de même pour tous les animaux domestiques.

C. Nous n'avons pas touché à une question dont la solution importante au point de vue pratique restera encore à trouver ; cette question complexe est celle-ci :

La blessure d'une artère est-elle plus grave lorsqu'elle est incomplète que lorsqu'elle est complète ; et, lorsqu'elle est incomplète, est-elle plus grave lorsqu'elle est transversale ou lorsqu'elle est longitudinale ?

S'il était permis de raisonner d'après les faits que nous avons observés, et d'après les données de l'anatomie, nous dirions que (non pas que nous voulions résoudre cette question immédiatement) la gravité de la blessure d'une artère doit dépendre d'abord de la position qu'elle occupe ; car nous pensons que si elle est située au milieu de masses musculaires un peu volumineuses, la pression que ces muscles exerceront sur le vaisseau blessé, favorisera la formation du caillot ; qu'au contraire, si ce vaisseau est entouré de beaucoup de tissu cellulaire, ou s'il repose sur une base résistante, comme un os, par exemple, l'hémorrhagie pourra fort bien devenir inquiétante pour le praticien et dangereuse pour le sujet.

Quant à la seconde partie de la question, nous croyons que la blessure incomplète d'une artère est moins grave lorsqu'elle est longitudinale ou parallèle au grand axe du vaisseau que lorsqu'elle est transversale ou perpendiculaire à ce grand axe ; car, dans cette dernière circonstance, en raison de l'élasticité des parois artérielles, l'ouverture doit toujours tendre à s'agrandir.

Nous raisonnons *à priori*, et d'une manière absolue ; mais il faudrait ajouter aux considérations sur lesquelles nous nous sommes appuyé, que le degré de plasticité du sang doit avoir, sur le plus ou moins de gravité de cette blessure, une grande influence. C'est, au reste, une question qu'il appartient aux expériences de résoudre, et que nous ne sommes pas en mesure de décider aujourd'hui.

CONCLUSIONS.

Dans le but de rechercher quel est le plus ou moins de gravité des hémorrhagies en général survenues à la suite de blessures de vaisseaux faites avec des instruments tranchants, nous avons en-

9 782019 942632